DE

LA GUÉRISON SPONTANÉE

DE LA

PUSTULE MALIGNE

PAR

ANDRÉ PLANTEAU

Docteur en médecine de la Faculté de Paris.

PARIS

LIBRAIRIE COTILLON

F. PICHON, SUCCESSEUR, IMPRIMEUR-ÉDITEUR

Libraire du Conseil d'État et de la Société de Législation comparée,

24, RUE SOUFFLOT, 24

1883

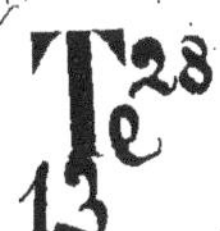

DE

LA GUÉRISON SPONTANÉE

DE LA

PUSTULE MALIGNE

DE

LA GUÉRISON SPONTANÉE

DE LA

PUSTULE MALIGNE

PAR

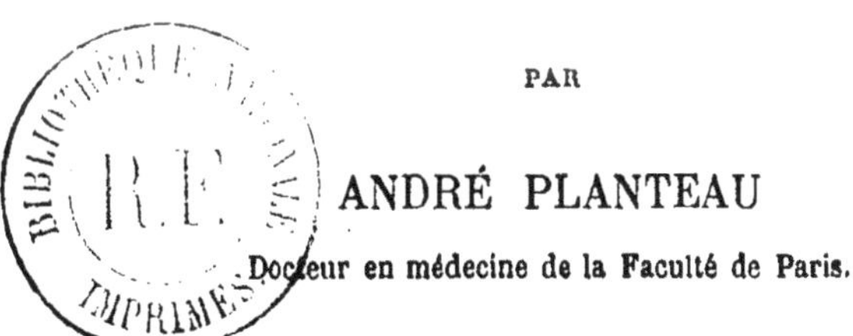

ANDRÉ PLANTEAU

Docteur en médecine de la Faculté de Paris.

PARIS

LIBRAIRIE COTILLON

F. PICHON, SUCCESSEUR, IMPRIMEUR-ÉDITEUR

Libraire du Conseil d'État et de la Société de Législation comparée,

24, RUE SOUFFLOT, 24

1883

DE

LA GUÉRISON SPONTANÉE

DE LA

PUSTULE MALIGNE

AVANT-PROPOS.

Nous avons eu récemment l'occasion d'observer dans le service de M. Paul Reclus, à Bicêtre, un malade atteint de pustule maligne, chez lequel les accidents généraux ont été presque nuls et qui a guéri de lui-même sans aucune espèce de traitement.

Nous avons été d'autant plus frappé de ce fait que nous avions toujours été habitué à considérer le charbon comme une maladie à pronostic très-grave; de plus cette observation ayant donné lieu à des discussions à la Société de chirurgie, puis un certain nombre de traitements de la pustule maligne étant dans ce moment même mis à l'étude dans les hôpitaux, nous avons cru intéressant de publier ce cas, et de rechercher aussi l'opinion des divers auteurs sur la fréquence de ces guérisons spontanées.

Dans un premier chapitre nous passons aussi rapidement que possible sur l'historique du charbon et ses symptômes sur lesquels nous sommes obligé de revenir à chaque instant; dans un second chapitre nous traitons spécialement de la guérison spontanée avec les quelques observations que nous avons rencontrées, et dans un troisième nous donnons notre observation avec les objections qu'elle a pu soulever.

Qu'il nous soit permis de remercier ici notre excellent maître, M. le docteur Paul Reclus tant pour les conseils qu'il nous a donnés à propos de ce travail, que pour la bienveillance qu'il n'a cessé de nous témoigner pendant tout le cours de nos études.

CHAPITRE PREMIER.

DU CHARBON ET DE LA BACTÉRIDIE CHARBONNEUSE.

Historique. — Le charbon ou pustule maligne est une affection de nature inflammatoire, virulente, gangréneuse, transmise des animaux à l'homme par un virus particulier, et pouvant se développer sur toutes les parties du corps ; mais le plus souvent sur les parties découvertes, telles que la face, le cou, les mains qui sont plus accessibles que le reste du corps à l'action du virus.

Le *charbon*, ainsi nommé à cause de l'eschare noirâtre qui se montre à un moment donné sur les parties atteintes, est désigné dans les divers auteurs par un assez grand nombre de synonymes ; nous rouvons, tout d'abord, la dénomination de *pustule-maligne;* ce n'est, en effet, au début qu'une simple pustule, legère affection en apparence, mais qui donne lieu le plus souvent à des accidents fort graves pouvant compromettre les jours du malade ; en Bourgogne, c'est la *puce maligne*, parce que dans les premiers instants de l'inoculation, la seule lésion apparente est un bouton rouge tout à fait semblable à la piqûre d'une puce ; pendant longtemps on a confondu le charbon avec l'anthrax proprement dite d'où cette autre dénomination d'*anthrax malin;* une autre dénomination très-employée est celle de *sang de rate*, quand il s'agit des animaux.

Cette maladie n'a commencé à être sérieusement étudiée, du moins chez l'homme, qu'à la fin du siècle dernier, et comme elle exerce surtout ses ravages sur les troupeaux, son étude, autrefois, faisait exclusivement partie de la médecine vétérinaire. Si, dans les auteurs anciens tels que Celse et Paul d'Egine, on trouve des descriptions rappelant jusqu'à un certain point les symptômes de la pustule maligne, elles pourraient aussi bien s'appliquer à l'anthrax ou à toute autre affection gangréneuse, et l'on ne peut en tirer aucun renseignement certain.

Ce n'est qu'au dix-huitième siècle, nous l'avons déjà dit, que l'histoire du charbon se dégage de celle des autres maladies virulentes ou à forme gangréneuse. En 1765, Morand communiqua à l'Académie des sciences, deux observations sous ce titre : *Histoire d'une maladie très-singulière arrivée à deux bouchers de l'Hôtel royal des Invalides*. Ces deux observations traitent évidemment de la pustule maligne ; les accidents locaux et généraux qui y sont décrits, l'étiologie de la maladie, et la façon dont elle s'est développée ne laissent aucun doute à cet égard.

Quelques années plus tard, en 1780, une véritable épidémie de charbon s'abattit sur la Bourgogne, et ne se contenta pas d'étendre ses ravages sur les animaux ; la population eut aussi beaucoup à en souffrir, l'émotion fut générale et l'Académie de

Dijon fit de l'étude de ce fléau l'objet d'un de ses prix.

Il fut décerné à deux médecins ; Thomassin et Chambon (1783). Mais ces deux auteurs étant restés en dissidence sur un grand nombre de points, la question fut remise au concours de nouveau, et cette fois-ci le prix fut décerné au livre d'Enaux et Chaussier : *Méthode de traiter les morsures des animaux enragés et de la vipère, suivie d'un précis de la pustule maligne.* (*Dijon*, 1785). Cette monographie est des plus complètes, et jusqu'à nos jours, elle a servi de canevas à tous les développements ayant trait au côté purement descriptif de la question.

Mais quelle était l'étiologie, la pathogénie de ce fléau ? Chez l'homme, on le savait certainement, le mal ne se développait que sous l'influence d'un virus particulier, dont on ignorait d'ailleurs la nature intime, et provenant des animaux déjà malades ; mais pour expliquer les épidémies charbonneuses qui sévissent si souvent sur ces derniers, on avait recours à des hypothèses assez vagues ; le développement de ces épidémies était dû, disait-on, à certaines conditions climatériques mauvaises, à une nourriture insuffisante ou de mauvaise qualité, à la présence des troupeaux dans certaines localités funestes où le fléau, sans que l'on sût pourquoi, était, pour ainsi dire, en permanence, et toujours prêt à se développer.

C'est à MM. Rayer et Davaine que revient l'honneur d'avoir remarqué les premiers, la présence des microbes dans le sang des animaux morts du charbon. Au mois d'août 1850, ils instituaient à Paris et à Chartres des expériences sur des moutons morts du *sang de rate* : ils avaient inoculé du sang d'un mouton mort du charbon à un autre mouton. Voici comment ils s'expriment dans les *Comptes-rendus de la Société de biologie*, d'août 1850 (1) : « Le « sang, examiné au microscope, se comportait « comme celui du mouton atteint de *sang de rate* « qui avait servi à l'inoculation. Les globules, au « lieu de rester bien distincts, comme ceux du sang « sain, s'agglutinaient généralement en masses « irrégulières ; *il y avait en outre dans le sang de « petits corps filiformes, ayant environ le double « en longueur d'un globule sanguin. Ces petits « corps n'offraient point de mouvements spon- « tanés.* »

Il faut le dire aussi, Pollender et Braüell, en Allemagne, en 1855 seulement, mais sans connaître la découverte de Rayer et Davaine constatent de leur côté la présence des bactéridies. Mais ils les croient de nature végétale et se demandent si elles existent dans le sang avant la mort, ou si elles ne sont que le produit de la putréfaction.

---

(1) Inoculation du sang de rate, par M. Rayer, *Comptes-rendus de la Société de biologie*, août 1850 ; in *Gazette médicale de Paris*, 20e année.

Le 15 août 1856, Delafond retrouve les mêmes bâtonnets microscopiques dans le sang de chevaux morts d'affection charbonneuse ; il les décrit, et le premier en fait des organismes vivants, des parasites; mais pour lui ce n'est pas encore la cause de la maladie ; après plusieurs expériences, il constate seulement leur présence dans le sang des animaux morts du charbon, il en fait simplement un élément de diagnostic.

Ce n'est qu'en 1863 que M. Davaine, reprenant ses expériences, affirme que la bactéridie est la cause de la maladie ; il a remarqué, en effet, que les inoculations sans la présence de ces bactéridies ne produisent aucun résultat.

Enfin, dans ces derniers temps, les beaux travaux de M. Pasteur sur les microbes, les cultures qu'il en a faites, les nombreuses vaccinations qu'il a effectuées sur les troupeaux, et qui ont été couronnées de succès, ont mis la question d'étiologie sur son véritable terrain; le charbon rentre, d'une façon indiscutable, dans le cadre des maladies parasitaires; il est produit par l'introduction dans le sang d'un organisme microscopique, d'un parasite : la *bactéridie charbonneuse*, le *bacillus anthracis* des Allemands. Aujourd'hui, personne ne songe plus à le nier, pas plus qu'on ne songe à nier que l'acarus soit la cause de la gale, la trichine, la cause de la trichinose.

Du CHARBON. — Nous n'avons pas ici à faire l'histoire de la pustule maligne; nous renverrons à tous les livres classiques pour tout ce qui a trait à l'étiologie, au diagnostic et au traitement de cette affection; mais ayant à revenir souvent sur les symptômes si caractéristiques du charbon, nous croyons utile de les rappeler ici en quelques mots.

Enaux et Chaussier, pour la facilité de la description, ont divisé la marche de ces symptômes en quatre périodes, et l'on s'en tient encore aujourd'hui à cette division.

Entre le moment où le virus pénètre dans l'économie et celui où les premières manifestations du mal apparaissent, il se passe habituellement deux à trois jours; mais quelquefois aussi les premiers symptômes se montrent au bout de quelques heures; d'un autre côté, on les voit tarder huit et même quinze jours. Il n'y a donc rien de précis à ce sujet, nous dirons simplement que la maladie n'est annoncée par aucun trouble général; l'individu atteint jouit d'une santé parfaite jusqu'à l'apparition des premiers accidents; c'est tout au plus si l'on aperçoit là où ils doivent se développer un petit point rouge semblable à la piqûre d'une puce.

Première période. — Le malade ressent à l'endroit atteint par le virus une légère démangeaison. Il s'est formé par le soulèvement de l'épiderme une petite vésicule grosse comme un grain de millet, pleine de sérosité roussâtre; le malade en se grattant déchire cette vésicule, ce qui fait disparaître la sensation de picotement, cette période ne dure qu'un jour à un jour et demi.

Deuxième période. — A la place de la petite vésicule et dans l'épaisseur même de la peau se forme un épaississement, de consistance dure, de la grosseur d'une lentille à peu près, et de couleur livide. A ce moment-là les démangeaisons reparaissent plus vives, c'est alors que le malade s'inquiète. Cette petite tumeur devient de plus en plus noirâtre et insensible ; c'est une véritable eschare. Tout autour se forme un anneau, une *aréole* inflammatoire de consistance plus molle, et présentant une couleur rouge foncé ; ce qui rend plus caractéristique encore cette aréole qui entoure l'eschare, c'est qu'elle est parsemée de *petites vésicules* remplies d'un liquide louche et de teinte roussâtre. Cette période dure encore de un à deux jours.

Troisième période. — L'eschare tout à fait noire, s'étend de plus en plus, et l'aréole s'hypertrophiant forme autour d'elle une sorte de bourrelet. Puis le tissu cellulaire environnant s'infiltre d'un liquide jaunâtre, d'où le gonflement et la tension que l'on remarque alors et qui s'étendent fort loin de l'eschare primitive ; ces accidents peuvent occuper en effet toute la région cervicale et sternale pour une pustule maligne siégeant sur le cou, par exemple. A ce moment, une sensation de pesanteur douloureuse a fait place aux démangeaisons, et le malade commence à tomber dans le découragement et une stupeur profonde.

Quatrième période. — Elle est surtout marquée par l'apparition des accidents généraux; en même temps, en effet, que le mal prend localement une intensité plus grande, que l'eschare augmente de plus en plus, on voit le malade tomber dans un affaissement extrême; le pouls est petit et rapide, la langue et la peau sont sèches, et si le malade succombe, c'est dans le délire, le plus souvent après avoir éprouvé plusieurs syncopes.

Telle est la marche la plus ordinaire des symptômes dans le cours d'une pustule maligne; mais on ne peut pas dire quelle est la durée exacte de son évolution. On voit des malades résister pendant dix et quinze jours, on en voit d'autres chez qui la maladie parcourt toutes ses phases en vingt-quatre heures.

A l'autopsie, on trouve les principaux viscères congestionnés. Le sang est noir, fluide, poisseux et se putréfie très vite. Les globules sanguins sont dentelés à leur circonférence, ils tendent à s'agglomérer. Enfin, on trouve dans le sang des bactéridies sous forme de filaments déliés, de baguettes droites ou cassées à angles plus ou moins aigus et immobiles. C'est dans les espaces clairs situés entre les globules rouges agglomérés, qu'on aperçoit bien ces bactéridies (Jamain et Terrier).

L'affection charbonneuse qui, surtout chez l'homme, se manifeste le plus souvent par la pustule maligne (et c'est pour cela que nous en avons donné une courte description) prend quelquefois d'autres formes désignées sous le nom d'*œdème malin*, de *charbon malin*

Dans l'*œdème malin*, avant les eschares et les vésicules caractéristiques, on voit apparaître un gonflement énorme, d'autant plus considérable que les parties atteintes contiennent plus de tissu cellulaire; par exemple, aux paupières et à la région mammaire.

Dans le *charbon malin*, les symptômes généraux précèdent les accidents locaux, c'est-à-dire le gonflement et l'eschare. Mais l'état du sang et des viscères après la mort, et surtout la présence des bactéridies ne laissent aucun doute sur la nature charbonneuse de ces affections.

La recherche de la bactéridie charbonneuse dans le sang ou les différents liquides pathologiques recueillis sur les animaux ou sur un homme atteints de pustule maligne, n'est pas aussi facile qu'on pourrait le croire au premier abord.

Prenons du sang au début de la maladie, recueillons-en aussitôt après la mort, et examinons-le au microscope; il est fort probable, il arrive même le plus souvent que l'observateur le plus habile n'apercevra aucune trace de bâtonnets. Dans tout le courant de la maladie, la même absence de microbes peut être constatée dans les différents liquides soumis à l'examen.

Les belles recherches de M. Pasteur ont montré, en effet, que la bactéridie charbonneuse est loin de se montrer toujours à l'état adulte, qu'on ne la trouve sous cet état et en grande quantité, que dans des liquides particuliers, artificiels, liquides de culture entièrement favorables à son développement, ou bien dans le sang d'animaux absolument infectés par l'inoculation de ces liquides de culture où le microbe a acquis tout son développement et toute sa virulence. Dans tous les autres cas, on ne retrouve que des germes, des spores, ces micrococcus qui sont de véritables graines de bactéridies (1) ; et ces germes ne sont pas les seuls dans le sang du malade ; il y a aussi, pour ne citer que ceux-là, les spores caractéristiques de l'infection purulente, le diplococcus pyogénique ; l'œil le plus exercé n'arrive que très difficilement à les différencier, à plus forte raison un observateur inhabile et inattentif sera-t-il appelé à commettre des erreurs considérables dans son examen.

De plus, le microbe peut, dans certains cas, ne se

---

(1) On aperçoit les micrococcus dans les cultures au bout d'un certain nombre de jours ; ils apparaissent sous forme de noyaux réfringents isolés contenus dans les bâtonnets eux-mêmes ; beaucoup plus résistants que ces bâtonnets à la dessiccation, au vide, à une haute température, etc., ils les reproduisent très vite aussitôt qu'ils sont placés dans le sang ou un liquide de culture approprié.

développer qu'avec peine; on a très bien prouvé que la présence du spore pyogénique en grande quantité était un obstacle au développement des germes charbonneux; la virulence de ceux-ci peut aussi être atténuée, par exemple, à la suite de divers procédés de culture indiqués par M. Pasteur et que nous ne relaterons pas ici, (Chamberland), et grâce auxquels il a pu accomplir ses magnifiques expériences de vaccination charbonneuse; le milieu de développement doit encore être très riche en oxygène, la bactéridie étant un être essentiellement aérobie, et l'on a pu voir sous le champ du microscope, dans un milieu peu riche en oxygène, des spores pousser d'abord quelques mycéliums, mais seulement dans les parties voisines de la périphérie, c'est-à-dire les plus accessibles au contact de l'air, puis se résoudre en fines granulations désormais stériles et inoffensives, sans jamais atteindre à l'état de développement complet, à l'état de bâtonnets.

Ainsi, deux causes principales empêchent de retrouver directement la bactéridie; soit parce qu'elle est incomplètement développée, à l'état de germes très difficiles à différencier d'autres germes voisins, soit parce qu'elle ne se trouve qu'en très petite quantité dans les liquides examinés.

Il faut donc, avant d'affirmer ou avant de nier la présence du microbe dans un liquide quelconque, procéder à diverses cultures, et de plus faire la preuve de ces cultures, c'est-à-dire inoculer un certain nombre d'animaux et voir s'ils succombent eux aussi à l'affection charbonneuse.

On trouvera la description de ces différents procédés, — que je n'ai pas à rapporter ici, — dans le livre récent de M. Chamberland écrit d'après les travaux de M. Pasteur ; on verra que s'ils sont indiscutables, ils sont aussi très délicats ; aussi ne doit-on pas se prononcer avant d'avoir multiplié les expériences et les cultures, et cela avec les précautions les plus rigoureuses.

CHAPITRE II

DE LA GUÉRISON SPONTANÉE DE LA PUSTULE MALIGNE.

Pour peu que l'on consulte les traités de pathologie externe, ou les mémoires et les monographies se rattachant à la maladie charbonneuse, on est frappé de ce fait que tous les observateurs en nous en parlant comme d'une maladie fort grave, nous parlent cependant tous, à propos du pronostic, de la guérison spontanée comme d'une terminaison assez fréquente; depuis Enaux et Chaussier qui y font allusion, tous les auteurs jusqu'à nos jours, Follin, Denonvilliers et Gosselin dans le Compendium, Raimbert, Pasteur et d'autres se rangent du même avis à ce sujet; Vidal de Cassis y insiste plus que les autres; il nous dit dans son traité de pathologie externe : « Presque tous les auteurs commencent « par déclarer que la pustule maligne est une ma- « ladie d'un fâcheux pronostic. Eh! bien, je suis « persuadé qu'un relevé bien fait des observations « authentiques de pustules prouverait le contraire; « je suis conduit à cette opinion par les observations « que j'ai recueillies à l'hôpital de Marseille. J'ai vu « des pustules à toutes les périodes observables et « chez des individus de tous les âges. Je n'ai jamais « constaté un cas de mort. Et cependant quand une « maladie est réellement grave par elle-même, quel

« que soit le traitement qu'on lui oppose, souvent « elle se termine par la mort. » Et plus loin : « Et « d'ailleurs, dans l'espèce, ne convient-on pas que « c'est à la seconde période que les malades nous « consultent? Eh! bien, à cette époque l'agent « délétère est déjà absorbé, et s'il devait produire « des accidents mortels, la cautérisation ne les arrê- « terait certes pas. »

Devant cette unanimité de tous les auteurs, nous pensions trouver dans nos recherches un grand nombre d'observations sur les cas de guérison spontanée; c'est à peine si nous en avons rencontré quelques-unes; nous les donnons plus loin et nous verrons aussi qu'il n'y à pas trop lieu de s'étonner si l'on trouve si peu de faits à l'appui d'une opinion universellement reçue.

De tous les auteurs qui nous ont laissé des monographies de la pustule maligne, Bourgeois (d'Étampes) est le premier à se prononcer bien franchement sur la guérison spontanée de cette affection, et je crois ne pouvoir mieux faire que de transcrire ici ce qu'il nous dit à ce sujet (1) : « Bien que je ne cite « qu'un seul cas où la pustule maligne laissée à son « cours naturel ait guéri, je suis convaincu que si on « n'en rencontre pas plus souvent de cette catégorie, « cela tient à ce qu'il est rare que la maladie soit mé-

(1) J. Bourgeois, *Traité pratique de la pustule maligne et de l'œdème malin.* — Paris, 1861.

« connue dans toutes ses phases, et qu'on n'y applique « pas un traitement destructif à une époque quel- « conque de son développement. D'ailleurs ceux qui « n'ont rien fait n'ont pu être vus par le médecin; « aussi je suis loin de partager l'opinion admise par « le vulgaire de nos pays, et même par quelques mé- « decins, c'est-à-dire qu'abandonnée à elle-même elle « serait toujours mortelle. J'en ai surtout été con- « vaincu de bonne heure par la grande quantité de « cas d'affections charbonneuses que j'ai vu atta- « quer ou que j'ai attaquées moi-même par le caus- « tique à une période où l'absorption virulente était « complète et où on ne pouvait guère arriver à un « résultat bien neutralisant par ce moyen employé « alors pour l'acquit de sa conscience et la satis- « faction des malades et des parents. »

Il fait rentrer dans la catégorie des guérisons spontanées celles qui suivent l'application de certains médicaments, presque des remèdes de bonne femme, tels que le jus de citron, les simples applications émollientes, l'oliban pulvérisé, les topiques à l'œuf, les applications de sangsues (dans tous les ouvrages traitant de la question, nous avons trouvé un nombre considérable d'observations, où l'application des sangsues était suivie de guérisons). Il n'en excepte pas « les fameuses feuilles de noyer, qui ont « eu l'avantage de passionner, il y a deux ou trois « ans, la première assemblée médicale de France. » Il fait ici illusion à une communication faite à l'Aca-

démie de médecine par M. Nélaton, le 29 septembre 1857, sur le *Traitement de la pustule maligne par les feuilles de noyer.* — Nous y reviendrons plus loin. — Après avoir ainsi énuméré tous les cas où l'on aurait méconnu la guérison spontanée, Bourgeois ajoute : « Mais, dira-t-on, dans quelle pro-
« portion cette maladie abandonnée à elle-même
« pourrait-elle guérir ? Je repondrai qu'il est sinon
« impossible, du moins très-difficile, de donner à
« cette question une réponse qui satisfasse tout le
« monde et soit basée sur des données mathéma-
« tiques, car, je le répète, il est bien peu de cas qui
« soient entièrement abandonnés à eux-mêmes, et il
« faut nécessairement dans ce jugement faire la part
« de l'époque où le traitement a été mis en usage,
« celle de son efficacité réelle, etc.; cependant avec
« l'habitude que j'ai pu acquérir pendant une longue
« pratique, je crois pouvoir affirmer que chez nous,
« au moins, supposant qu'aucun traitement actif ne
« soit fait, c'est à peine si le tiers des cas seraient
« mortels. »

Voici, de plus, l'observation de guérison spontanée prise par Bourgeois lui-même :

Observation I.

Un jeune homme vint me trouver, il y a environ trois ans, pendant ma visite à l'hôpital. Ce garçon, mégissier de son état, portait sur le côté gauche du front, près de la ligne médiane, une petite croûte jaune, sèche, mince, de la largeur d'une lentille, n'adhérant que très peu à la surface du derme, qui est rouge, et ne paraît pas avoir subi la moindre perte de substance. Un cercle de vésicules encore très reconnaissables, quoique flétries et vides, environne cette croûte; la peau du voisinage, ridée et jaunâtre, conserve encore un peu de gonflement.

Le malade nous dit qu'il portait ce bouton depuis bientôt une semaine; qu'il lui avait d'abord occasionné beaucoup de démangeaison ; qu'il avait enflé, mais que n'ayant qu'un peu de mal de tête et de malaise, il n'avait pas cru que ce fût grand chose; que cependant le devant de l'oreille gauche l'avait fait assez souffrir, et qu'il y avait reconnu une petite grosseur; que, du reste, il allait mieux, et que s'il était venu montrer son mal, c'est qu'on l'avait effrayé. Il ne fut pas difficile de reconnaître là une pustule maligne qui avait guéri spontanément et sans qu'on eût rien fait, ce qui est peu ordinaire.

Voici maintenant les quelques observations de guérison spontanée que nous avons trouvées dan les auteurs depuis Enaux et Chaussier jusqu'à aujourd'hui; le nombre en est bien restreint ; cela tient à ce que nous avons rejeté toutes celles où un traitement, même le plus insignifiant, a été mis en œuvre.

Observation II. — (Régnier, de la Côte-d'Or).

En 1820, au mois d'octobre, un cultivateur de la ferme du Bois-Gauthier, âgé de 50 ans, d'une constitution sèche et bilieuse, éprouva une démangeaison très vive occasionnée par un petit bouton à l'angle de la mâchoire. Il se gratte, il s'écorche, mais continue de se livrer à ses occupations ordinaires, n'éprouvant d'autre malaise que celui qui vient d'être indiqué.

Il est fort probable que nous aurions ignoré son affection, s'il ne nous eût fait appeler pour soigner son fils atteint, dans le même moment, d'une fièvre intermittente. Profitant de l'occasion, il nous montra sa tumeur, qui présentait à son centre une petite eschare de la grandeur d'une pièce de quinze sous, en partie détachée, et encore environnée de la bouffissure qui cerne l'auréole vésiculaire. Le malade fut pansé avec de la charpie sèche et la guérison en fut très rapide.

Régnier, qui exerçait la médecine en Bourgogne, et dont le traité de la pustule maligne est d'ailleurs des plus complets, ne nous donne que cette seule observation de guérison spontanée. Nous voyons, en effet, qu'aucun traitement ne fut administré au malade, et qu'on se contenta d'appliquer sur la tumeur un peu de charpie sèche, simplement pour la préserver du contact de l'air ou des objets extérieurs, comme on fait d'une plaie ordinaire. Mais Régnier ne croyait pas à l'existence d'un virus, et pensait que la mort ou les accidents graves ne surviennent que lorsque la bouffissure et l'engorgement sont assez considérables pour troubler la circulation ou exalter la sensibilité outre mesure ; s'il émet cette théorie, c'est qu'il a observé un grand nombre de cas analogues à celui qu'il nous cite. Il nous dit en effet : « Il « est d'observation, au contraire, que les accidents « généraux ne se manifestent que quand la tumeur « est assez étendue et assez douloureuse pour émou- « voir toute l'économie, comme pourrait faire un « simple phlegmon ; que tant qu'elle reste petite, en « suivant d'ailleurs la marche ordinaire, le malade « peut continuer ses occupations sans se douter qu'il « porte le germe d'une maladie aussi sérieuse. »

Aujourd'hui l'existence du microbe charbonneux étant bien démontrée nous croyons pouvoir changer les termes de place dans la proposition de Régnier et dire : Si les accidents généraux ne se sont pas montrés chez les malades auxquels il fait allusion, ce n'est pas à cause du peu d'étendue de la lésion ; mais, au contraire, la lésion était de peu d'étendue parce que la bactéridie est tombée dans un terrain peu favorable à son développement, et que Régnier a dû avoir affaire à de véritables guérisons spontanées.

Observation III. — (Bidault de Villiers).

Le 20 février 1820, je m'aperçus qu'il m'était survenu à la main droite, entre le pouce et le doigt indicateur une pustule miliaire, à laquelle je ne fis dans ce moment que fort peu d'attention, croyant qu'elle était due à une piqûre ou à une légère irritation de la peau. Elle me fit d'abord éprouver quelques démangeaisons, et il en sortit par la pression une sérosité légèrement sanguinolente. Peu à peu ce mal presque imperceptible s'étendit, il s'y forma une espèce de noyau ou de dureté, de la grosseur d'une noisette, ayant son siège dans le derme, à la partie supérieure duquel la pustule anthraciforme se trouvait située. J'en fis sortir à plusieurs reprises, en pressant légèrement, de la sérosité pareille à celle dont j'ai parlé; enfin il se forma une petite eschare déprimée aux environs de laquelle il se manifesta de petites phlyctènes que j'ouvrais de temps en temps, ayant soin d'exprimer par le moyen d'un linge le liquide qu'elles contenaient. Alors, le pourtour de cette pustule se tuméfia et prit un aspect érysipélateux; la douleur se fit sentir jusqu'à l'avant-bras et même sous l'aisselle; l'eschare s'élargit un peu, et il sortait toujours de son centre par la pression une sérosité ichoreuse. Cependant, au bout de cinq à six jours, l'inflammation gangréneuse se borna, l'eschare commença à se détacher du côté antérieur, et petit à petit elle se sépara dans toute son étendue. Le 26, elle tomba tout à fait, laissant à découvert une plaie de la grandeur du bout du doigt, formant une petite excavation, et ne me causant d'autres douleurs que celle que font ressentir les chairs vives, lorsqu'elles sont exposées au contact de l'air. Je la recouvris d'une mouche de taffetas gommé, et le 2 mars, la croûte qui s'était formée à l'aide de cette espèce d'emplâtre, commença à se détacher et fut enlevée par le frottement. Deux ou trois jours après, la cicatrice était complète ; elle est restée rougeâtre et sensible.

Dans ce cas la maladie étant très simple, je n'ai employé aucun remède ni interne ni externe ; je me suis borné à exprimer la matière contenue dans la pustule et dans les phlyctènes qui l'environnaient, en comprimant le noyau au centre sur lequel le mal était situé, afin d'empêcher que, par son séjour, elle ne produisît de l'irritation, et je n'ai pas même eu recours aux plus légères scarifications.

Observations IV et V.

(D'après Bourguet, d'Aix (in thèse de Knoll).

Obs. IV. — Le nommé L... présente au bas de la joue gauche une eschare noire, peu déprimée, légèrement chagrinée sur les bords, de 7 à 8 millimètres de diamètre, comprenant toute l'épaisseur du derme et paraissant arrivée à une période voisine de l'élimination. Le malade dit avoir été piqué par une mouche, il y a huit jours. Le mal aurait débuté par une induration de la peau, surmontée de quelques vésicules, sans démangeaison. Le lendemain, la partie est devenue noire. Le malade ne s'est pas alité; il n'a éprouvé qu'une légère perte d'appétit et a guéri sans traitement.

Obs. V. — Le fils du précédent présente à la joue une eschare gangréneuse, de 4 à 5 millimètres de diamètre, comprenant toute l'épaisseur du derme, datant de huit jours. Elle a débuté par de vives démangeaisons et de petits boutons. Il y a eu un peu d'œdème et d'induration. Le malade aurait éprouvé de la fièvre, de la céphalalgie, de la lassitude. La guérison s'est effectuée en peu de jours sans traitement.

Si l'on tient compte que ces individus habitaient la même maison, où ils ont été plus ou moins en contact avec un mouton qui est mort du charbon ; si l'on tient compte des symptômes de début de ces plaques gangréneuses, il nous semble forcé d'admettre, d'abord que l'on se trouve en présence d'une affection charbonneuse, et ensuite que cette affection n'est autre que la pustule maligne (Knoll).

Observation VI. — (Thèse de Planté).

Le 26 novembre 1864, mon père est appelé dans une ferme, où quelques jours avant, il avait déjà traité plusieurs vaches atteintes de sang de rate, et il reconnaît sur une nouvelle jeune bête un gonflement charbonneux énorme au membre postérieur gauche.

De profondes incisions, des cautérisations avec la pâte de Vienne sont faites sur les plaies; et, deux jours après, c'est-à-dire le 28, les trois personnes qui se sont occupées du traitement et des pansements, mon père, le fils de la maison et un domestique, ont vu apparaître sur eux et presque en même temps des pustules malignes.

Mon père a été atteint sur la face dorsale de la main gauche. Sa pustule, qui a présenté tous les caractères du mal charbonneux externe sans intoxication générale, n'a duré que quelques jours et a disparu sous l'influence de frictions répétées d'alcool camphré.

Le jeune homme eut deux pustules au poignet droit, l'une à la face palmaire, l'autre à la face dorsale; toutes deux présentèrent une vésicule avec une auréole rouge pourpre, accompagnées de fortes cuissons et d'un gonflement remontant assez haut audessus du poignet. Il y eut même un certain état fébrile. Du reste, le jeune homme était d'une très bonne constitution.

Malgré ces symptômes, on n'a fait pour tout traitement que des lotions avec de l'acide phénique, puis des frictions avec de l'eau-de-vie camphrée et cependant en quelques jours les deux pustules ont avorté.

Le domestique, âgé de 35 ans, robuste et vigoureux, avait, au moment de l'opération, les pieds nus dans des sabots, et c'est sur la face dorsale du pied gauche que s'est montrée sa pustule maligne, deux jours aussi après que du sang s'écoulant de la tumeur scarifiée avait couvert ses pieds.

Dans ce cas, la pustule ouverte avec une épingle a donné une petite quantité d'une sérosité claire. Alors l'auréole, qui existait déjà, s'est étendue et converte de vésicules de la grosseur d'un grain de millet : un gonflement s'est emparé de la face dorsale du pied, accompagné d'une tension plutôt que d'une douleur, qui empêche le malade de marcher.

Quatre jours après l'apparition de la pustule, arrivait de la fièvre avec un abattement, une prostration des forces considérable et la perte complète de l'appétit.

Un remède de bonne femme, composé de jeune crême, de savon et de feuilles de lierre cuites, est appliqué sur le pied, et avec ce seul traitement, qui n'en est pas un, ce pauvre domestique lutte contre le mal ; le gonflement ne s'étend plus, il est vrai, mais les douleurs sont plus fortes ; les vésicules se sont transformées en une eschare qui se détache au bout de quelques jours, et par les seuls efforts de la nature la plaie prend un aspect inflammatoire, la suppuration s'établit, et le malade, quinze jours après le début de la maladie, est hors de danger.

Il est permis de regarder ces trois cas de pustule

maligne comme ayant guéri spontanément, car les moyens qui ont été dirigés contre elles sont presque insignifiants.

Voilà les quelques seules observations que nous ayons pu recueillir dans les nombreux ouvrages que nous avons consultés, et nous pouvons en conclure que les cas observés où la pustule maligne a guéri sans traitement aucun, sont excessivement rares ; et cela ne doit pas nous étonner, bien que nulle part, comme nous l'avons dit en commençant ce chapitre, aucun médecin ne songe à nier la possibilité de cette terminaison favorable et que bien d'autres au contraire la considèrent comme très fréquente.

D'où peut venir cette contradiction apparente ? cela vient de ce que la pustule maligne est, il ne faut pas se le dissimuler, une maladie grave, souvent fatale, et qui n'entraîne que trop souvent la mort avec une rapidité redoutable. Dans ces conditions-là, aussitôt le diagnostic porté ou même soupçonné, les médecins ont toujours appliqué de suite et avec raison un traitement quelconque bon ou mauvais; par conséquent, ainsi que nous l'avons écrit plus haut avec Bourgeois (d'Etampes), impossible de savoir si le mal aurait guéri de lui-même. Mais si nous ne pouvons nous appuyer en aucune façon sur les guérisons avec médications sérieuses, telles que les cautérisations de quelque nature qu'elles soient et aussi les injections sous-cutanées de teinture d'iode, nous pouvons, je crois, faire rentrer dans notre cadre les très nombreux cas de guérison signalés partout à la suite de traitements tout-à-fait insignifiants.

Nous ne voulons cependant pas placer dans cette dernière catégorie tous ces exemples de guérisons plus ou moins miraculeuses dues à des substances tout au moins bizarres, mais presque toujours inertes, exemples que l'on retrouve en assez grand nombre dans toutes les monographies écrites depuis Enaux et Chaussier; c'est l'encens, le sel ou le poivre communs; ce sont quelques gouttes de jus de citron exprimées sur l'eschare, ce sont des cataplasmes de fiente de pigeon, d'ail ou d'oignons pilés, etc... On trouvera aussi recommandée la petite consoude pilée entre deux pierres, ou bien un cataplasme d'oignons blancs, cuits sous la cendre ou pilés avec un peu d'onguent de la mère. Nous en dirons presque autant des saignées générales qui ont réussi dans bien des cas, et qui, étant donnée la nature de la maladie, ne peuvent qu'affaiblir le malade, sans diminuer en aucune sorte l'absorption du virus par l'organisme.

Je ne crois donc pas que l'on doive tenir absolument compte de toutes ces guérisons dans le sujet qui nous occupe, parce que l'efficacité de ces remèdes n'est peut-être dûe qu'à des erreurs de diagnostic. Sans compter, en effet, les erreurs bien involontaires que peut commettre un médecin consciencieux, il faut reconnaître que les divers traitements cités plus haut ne peuvent guère être employés que par des guérisseurs qui ne se feraient aucun scrupule de diagnostiquer une maladie grave pour avoir le bénéfice de la guérison.

Nous devions cependant parler à l'appui de notre thèse de ces guérisons par traitement insignifiant, parce qu'il en est un très grand nombre rapportées par des médecins consciencieux et autorisés ; et à ce propos nous ne croyons pas inutile de citer Galien lui-même, bien que de son temps la pustule maligne ne fût pas encore définie ; dans le dernier de ses quatorze livres consacrés à la thérapeutique, au chapitre X, il traite d'une affection gangréneuse très fréquente en Asie ; c'est la description complète de la pustule charbonneuse. Quant au traitement souvent suivi de succès, il consistait en saignées générales, en cataplasmes de plantain, de lentilles cuites avec la mie de pain, en fomentations vineuses sur la partie ulcérée.

Il faut nons arrêter un peu plus longtemps sur un genre de traitement institué depuis peu, parce qu'il a été employé par des hommes sérieux, qu'il a donné lieu à des discussions à l'Académie de médecine, et que des chirurgiens encore aujourd'hui ne sont pas éloignés d'attribuer aux propriétés antiseptiques de la feuille de noyer, les nombreux cas de guérison qui suivent (1).

---

(1) Lucas-Championnière, *Société de chirurgie*, séance du 20 juin 1883.

Au mois de septembre 1857, M. Nélaton présente à l'Académie de médecine quatre observations tout à fait précises du docteur Raphaël (de Provins) et où il s'agit de quatre guérisons de pustule maligne obtenues par les feuilles de noyer. M. Raphaël avait lu deux faits semblables rapportés dans les Annales médicales de Montpellier en 1853, par un médecin de Perpignan, M. Pomayrol ; et malgré son incrédulité du premier moment, il avait fait l'expérience sur un premier malade où l'étendue du mal lui paraissait telle qu'elle lui interdisait tout espoir dans un autre traitement ; puis, successivement sur trois autres ; la réussite avait été complète. On peut voir dans cette discussion que M. Nélaton accordait toute sa confiance au diagnostic de M. Raphaël.

Celui-ci a continué ses expériences et dans un livre qu'il a publié en 1872, *Traité pratique de la pustule maligne*, il nous apporte 73 cas de guérison sur 77, par les feuilles de noyer. Nous n'avons pas ici à défendre ou à infirmer l'efficacité de ce mode de traitement ; elle ne prouverait absolument rien en effet, contre la guérison spontanée; mais il nous sera bien permis de penser, devant une quantité si considérable de guérisons, qu'un certain nombre pourrait bien rentrer dans notre cadre ; d'ailleurs M. Raphaël lui-même, malgré l'ardeur qu'il met à défendre son traitement n'est pas éloigné de mettre au moins un certain nombre de ses succès sur le compte de la nature seule : « Je ne crois pas, dit-il, que le pronostic

« en général de la pustule maligne soit si grave que « cela. De nombreuses observations m'ont démontré « que cette maladie guérit le plus ordinairement. J'ai « 73 guérisons sur 77 cas par l'usage des feuilles ou « de l'écorce de noyer. Or, si elle guérit le plus sou- « vent par un moyen aussi simple et par une modi- « fication vitale qui nous échappe, et qu'assurément « il provoque, ne faut-il pas en conclure déjà qu'elle « n'est pas en général aussi dangereuse ni aussi fa- « talement mortelle qu'on l'a cru jusqu'à présent. » D'ailleurs quoiqu'il ne nous apporte aucune observation, Raphaël est aussi partisan de la guérison spontanée (p. 60).

Dans les séances de la Société de chirurgie des 2 et 9 mars 1881, à propos du traitement de la pustule maligne, M. Trélat disait : « M. Briquet me disait l'autre jour à l'Académie que pendant son internat à la Pitié il avait vu beaucoup de cas de pustule maligne; celle-ci était alors plus commune qu'aujourd'hui, les malades ne subissaient aucun traitement, et cependant il n'en a vu mourir aucun. » Et plus loin, M. Farabeuf : « Je suis né dans le pays où les applications de feuilles de noyer ont été expérimentées par M. Raphaël. M. Raphaël n'a pas fait d'erreur de diagnostic, mais il résulte de ces faits que la pustule maligne guérit spontanément dans un très grand nombre de cas, les feuilles de noyer étant reconnues inertes (1).

(1) *Bulletin général de thérapeutique*, 1880, p. 272.

Enfin, pour citer encore quelques cas qui nous ont paru intéressants, dans le *Journal de thérapeutique* de Gubler de 1876, nous trouvons une lettre du docteur Grzymala (de Krivoë-Ozero) ; il écrit à M. Gubler qu'il traite la pustule maligne avec succès depuis quinze ans par la simple application de vésicatoires sur la pustule. C'est par hasard d'ailleurs qu'il a découvert ce traitement; étant en voyage dans les steppes, il se trouve dans une chaumière dont le propriétaire, âgé de cinquante ans était atteint de charbon à la jambe droite. Comme il le dit lui-même, « n'ayant devant les yeux pour tout moyen curatif que le firmament étoilé et un lac de boue non moins vaste » il se décide à employer le seul moyen curatif qu'il ait à sa disposition, un vésicatoire ; le succès répondit à l'espérance, il ne s'est pas démenti depuis.

Goupil des Paillières, d'après sa thèse, a observé en très peu de temps dans les environs de Fontainebleau cinq cas de guérison de pustule maligne par la simple administration de l'extrait mou de quinquina à haute dose sans cautérisation ni traitement chirurgical d'aucune espèce.

Hufeland (*Journal der pract. Heilkunde*, 1827) cite les faits de Schwann, qui a guéri vingt-deux pustules malignes avec la décoction d'écorce de chêne, sans scarification ni aucun traitement général.

En un mot, pour terminer, nous dirons que si

l'on trouve relatés fort peu de cas de guérisons sans l'intervention d'une médication quelconque, on n'a qu'à parcourir les journaux, les mémoires et les comptes-rendus des sociétés savantes pour trouver à chaque instant des cas de charbon guéri par un traitement insignifiant ou même irrationnel ; ils sont partout si nombreux que, sauf pour quelqúes-uns, tels que ceux rapportés par Raphaël relatifs aux feuilles de noyer et qui nous ont paru des plus intéressants, il nous a semblé inutile d'en parler ici en détail; il nous suffisait de les signaler.

CHAPITRE III.

Observation VII (personnelle).

Pustule maligne sans réaction générale. — Sans infection. — Guérison spontanée.

Le nommé Daniel, Camille, âgé de 18 ans, cuisinier à l'hospice de Bicêtre, entre le 6 janvier 1883, salle Desprez, dans le service de M. le docteur Reclus.

Pas de maladie antérieure; aucun antécédent diathésique héréditaire; les parents n'ont pas eu de pustule maligne.

Employé à la cuisine de l'établissement depuis onze mois, ses occupations l'entraînent quelquefois à donner un coup de main pour décharger les ballots de viande qu'il porte sur la nuque. La viande qu'il porte est, dit-il, de bonne qualité. Il n'a jamais eu l'occasion de toucher à des peaux d'animaux.

On ne retrouve dans ses habitudes, du moins ces temps derniers, aucun excès ni cause d'affaiblissement quelconque. Pas d'alcoolisme; les urines sont normales.

Dimanche matin, 31 décembre, il trouve sous la main en se lavant le cou une petite saillie indolente du côté gauche; il ne s'en préoccupe pas dans la journée, et ce n'est que le lendemain, 1er janvier, qu'il éprouve quelques démangeaisons légères au pourtour de la saillie ; celle-ci ne semble pas avoir augmenté de volume.

Le 2 janvier, application de cataplasmes ; l'état général n'est pas modifié, il n'y a ni douleur ni tuméfaction ganglionnaire appréciable pour le malade qui continue son travail.

Le 3, céphalalgie et manque d'entrain dès le matin ; anorexie, pas de diarrhée, ventre libre ; le malade continue son travail tout en maintenant des cataplasmes sur le cou. Le soir, frissonnements qui durent de 5 heures à 7 heures et demie ; la pustule a augmenté de volume et est devenue le siége de douleurs comparées à des picotements ; les mouvements de mastication sont gênés par un engorgement des ganglions pré-auriculaires et sous-sterno-mastoïdiens.

Cet état d'inappétence et de malaise se continue jusqu'à ce matin 6 janvier, où le malade se décide à venir à la consultation plutôt par acquit de conscience que pour tout autre raison, car il n'a pas cessé de travailler, et il ne s'est pas produit de nouveau frisson ; la douleur, assez peu vive, a continué sans troubler le sommeil.

Actuellement, 6 *janvier*. — L'état général est bon ; le malade est venu lui-même dans la salle, son visage ne trahit aucune inquiétude ; c'est le facies d'un homme en parfaite santé ; la langue humide et rosée, à peine blanchâtre au milieu, annonce un excellent état des fonctions digestives.

Pouls, 96. — Température axillaire : 37,4.

Du côté gauche de la nuque, à 5 centimètres environ de la ligne médiane, et immédiatement au-dessous de la racine des cheveux, existe une tuméfaction dont le centre légèrement déprimé, est occupé par une eschare sèche et noirâtre; une véritable aréole de vésicules du volume d'une tête d'épingle, légèrement surélevée en forme le pourtour; de ces vésicules, disposées par cercles concentriques, les plus rapprochées de l'eschare sont en partie affaissées; leur contenu est devenu séro-purulent et un peu noirâtre; celles qui forment le rempart extérieur sont pleines d'un liquide franchement séreux. Le tout est supporté par une induration dépassant de 3 à 4 millimètres seulement les limites de l'ulcération et de sa couronne vésiculeuse. L'ensemble du mal mesure environ 28 millimètres de diamètre; l'eschare centrale a 11 millimètres environ.

La sensibilité superficielle est conservée, excepté au niveau de l'eschare; une gouttelette de sang s'échappe après chaque piqûre.

D'ailleurs, à part ces explorations, il n'y a pas de douleur spontanée et la sensation pénible et obtuse qui existait hier a disparu aujourd'hui. En outre, il semble au malade que la tuméfaction a un peu diminué depuis hier, et que la pustule est moins indurée ce matin.

Au devant du sterno-mastoïdien et au niveau du lobule de l'oreille quelques ganglions pris forment une tuméfaction un peu douloureuse à la pression ;

mais la peau a conservé en ce point sa couleur normale; on ne parvient pas à isoler les uns des autres ces ganglions dont l'ensemble a le volume d'une grosse noix.

La profession du malade et les caractères objectifs de la lésion imposent le diagnostic de *pustule maligne*; mais M. Reclus, après avoir interrogé le malade, et constaté ainsi combien lentement a marché le mal depuis le début, l'absence complète de réaction générale et cette légère tendance de la pustule vers la rétrocession que semblent indiquer les renseignements fournis par le malade, se décide à ne pas intervenir.

Aucun traitement n'est institué ce jour-là, on se borne à surveiller le mal pour s'assurer que la tendance vers la guérison spontanée ne se dément pas. En s'abstenant ainsi de toute intervention thérapeutique, on avait aussi pour but de laisser absolument vierge le virus de la pustule destiné à des inoculations

8 *janvier*. — La couronne vésiculeuse est moins nette; les vésicules sont moins nombreuses et se dessèchent; la surface de l'eschare est devenue grisâtre.

La masse ganglionnaire trouvée le premier jour ne forme plus un empâtement ininterrompu; il y a bien nettement deux tuméfactions: l'une, très facilement séparable des tissus voisins, arrondie, du volume d'une grosse noisette, est formée par les ganglions sous-sterno-mastoïdiens; l'autre, siégeant au niveau du lobule de l'oreille et dans laquelle les ganglions se séparent moins bien les uns des autres.

Le malade n'a éprouvé ni douleur ni démangeaisons au niveau de la pustule; l'état général reste excellent.

Traitement: pansement humide à l'acide borique pour ramollir l'eschare.

10 *janvier*. — L'état général n'a pas changé, et la température axillaire prise matin et soir a oscillé autour de la normale entre 37 et 37, 4.

L'eschare s'est ramollie sous l'influence du pansement et le grattage a pu en ramener quelques débris. L'aréole vésiculeuse a disparu pour faire place à une petite couronne rouge qui semble le début du cercle inflammatoire destiné à séparer l'eschare des parties voisines. La masse ganglionnaire sous-sterno-mastoïdienne a diminué : il ne reste plus rien de la tuméfaction qui siégeait au-dessus du lobule de l'oreille.

12 *janvier*. — Marche ininterrompue vers la guérison ; la surface répondant à l'eschare est déprimée; le grattage n'amène que quelques minces débris ramollis par le pansement. Un sillon d'élimination rouge entoure l'eschare comme d'une sorte de fossé peu profond ; au-delà, une crête rouge le limite.

L'ensemble de la pustule n'a plus que 24 millimètres et l'eschare, 8 millimètres seulement de diamètre. Il n'y a plus de vésicules, les dernières apparues se sont desséchées progressivement.

13 *janvier*. — Le sillon qui sépare la crête rouge de l'eschare est plus large et d'aspect purulent ; l'eschare commence à se détacher.

Deux petits boutons d'acné apparus autour de la pustule évoluent simplement ; l'un d'eux après suppuration et évacuation d'un petit bourbillon.

16 *janvier*. — La pustule est maintenant représentée par une surface érodée de 22 millimètres de diamètre ; le fond, légèrement grenu et recouvert d'une mince couche de pus, est formé de petits bourgeons charnus naissants. L'eschare est presque entièrement détachée ; un mince pédicule la retient seul fixée au centre de l'érosion.

18 *janvier*. — L'eschare se détache sous forme d'une petite lame mince et molle, noirâtre, mesurant cinq millimètres de diamètre environ. Au-dessous d'elle, la plaie détergée est presque au même niveau que les parties voisines ; le fond en est recouvert par une mince couche de pus percée par les cimes d'un grand nombre de bourgeons charnus petits et rosés, de très bon aspect.

Le malade sort guéri le 31 janvier. La pustule n'est plus qu'une érosion très superficielle ; le fond qui reste ulcéré a à peine 5 millimètres de diamètre ; sur tout le pourtour occupé par les vésicules d'abord, puis par l'aréole de bourgeons charnus, existe du tissu cicatriciel lisse et rougeâtre.

Recherches expérimentales faites au Laboratoire de pathologie générale de la Faculté de médecine par MM. Capitan et Charrin. — (Voir le tableau).

A. — Examen fait immédiatement des produits de l'homme vivant, le 7 janvier 1883.

(*a*). *Sang*. — Le sang de la circulation générale recueilli avec les précautions ordinaires à la pulpe d'un doigt ne montre que quelques éléments sphériques sans caractères nets.

(*b*). *Liquide des vésicules autour de la pustule.* — On y remarque quelques éléments sphériques immobiles de nature incertaine.

(*c*). *Liquide huileux sous la pustule.* — On y retrouve ces mêmes éléments plus abondants ressemblant absolument à des spores: pas trace de bactéridies.

Des cultures de ces trois liquides sont faites immédiatement dans du bouillon de bœuf pur. Examinées au bout de 24 heures, on constate les particularités suivantes : le sang, comme les deux autres liquides, a cultivé, mais les cultures ne semblent pas pures; on y trouve des bâtonnets, des coccus, etc..., mais pas de trace de bactéridies. L'inoculation de ces cultures à deux cobayes et à un lapin ne donne aucun résultat.

Des deuxièmes cultures de ces mêmes produits montrent toujours une grande quantité de microbes et pas de bactéridies. Une de ces deuxièmes cultures, provenant du liquide sous l'eschare, est inoculée à un cobaye qui meurt seulement au bout de neuf jours avec une large plaque d'induration au point inoculé. Rien de spécial dans les viscères, sauf dans la rate qui renferme une grande quantité de bacilli et de coccus; ils se reproduisent facilement dans une culture faite au moment de l'autopsie; on n'y trouve pas une seule bactéridie. Dans le sang, on constate une augmentation notable du nombre des leucocytes et quelques rares éléments ovoïdes (bacilli courts).

Il est, en somme, vraisemblable qu'il s'agit là d'une des nombreuses variétés de septicémie encore mal connues.

B. — La veille du jour où l'examen fut pratiqué sur le malade vivant, c'est-à-dire le 6 janvier, M. Festal, interne du service inocule quatre animaux, savoir :

(*a*). Un gros cobaye, avec une goutte de sang du doigt.

(*b*). Deux gros lapins avec une goutte du liquide sous l'eschare et une goutte du liquide des vésicules. Aucun de ces trois animaux ne présente le moindre accident.

(*c*). Enfin, un petit cobaye (n° 1) reçoit le même jour, 6 janvier, une goutte du liquide huileux sous l'eschare. Il meurt le 8, on ne trouve rien au point inoculé; la rate est assez volumineuse. On ne trouve rien au microscope dans le sang du cœur.

Mais le 10 janvier on inocule deux gouttes de sang du cœur de ce cobaye (n° 1) à un cobaye (n° 2) qui meurt dans la nuit du 11 au 12. On nous l'apporte le 13. Son sang renferme un certain nombre de bactéridies assez courtes. Sa rate en est absolument remplie ; elles présentent en ce point une longueur de 7 à 10 μ environ.

Un petit fragment de cette rate est inoculé à un cobaye qui meurt après 24 heures, le sang et la rate pleins de bactéridies.

Mais, de plus, le cobaye (n° 2) était une femelle pleine. Dans le placenta, on trouve de nombreuses bactéridies, tandis que le sang du cœur et la rate du fœtus n'en montrent pas une seule. Une goutte du sang de ce fœtus est placée dans un ballon renfermant du bouillon de bœuf stérilisé. Examiné après 24 heures le liquide n'a pas changé d'aspect; ce n'est qu'après 36 heures environ qu'on trouve dans le liquide uniformément louche un assez grand nombre de microbes vulgaires dûs vraisemblablement à la putréfaction, mais pas une seule bactéridie.

Un autre ballon reçoit un petit fragment de la rate si pleine de bactéridies de ce même cobaye (n° 2). Le lendemain, aspect louche uniforme montrant bien que la culture est impure. En effet, au microscope on y trouve un certain nombre de bactéridies mesurant 7 à 10 μ, et un très grand nombre d'éléments variés attribuables vraisemblablement à la putréfaction (l'animal étant mort depuis 36 heures quand l'autopsie a été faite). Une seconde culture est faite avec une goutte de cette première culture; le lendemain, les éléments étrangers ont pris le dessus et l'on ne voit plus que quelques rares bactéridies.

Ce même cobaye (n° 2) sert à inoculer 30 heures environ après sa mort un lapin (n° 1).

Lapin (*n°* 1). — Il reçoit, le 13 janvier, une goutte de sang du cœur du cobaye (n° 2). Il meurt le 15, soit après 48 heures environ. L'autopsie est faite à Bicêtre après 20 heures. On ne trouve pas de bactéridies dans le sang de la rate, ni dans celui du cœur. Epaississement œdémateux de la peau au point inoculé.

Lapin (*n°* 2). — Inoculé le 16 janvier avec une goutte de sang du cœur et une goutte de la sérosité de l'œdème développé au point inoculé du lapin (n° 1). Il meurt le 19, soit donc 3 jours après l'inoculation. On nous l'apporte seulement 3 jours après la mort, le 22.

Dans le sang de ce lapin nous trouvons de nombreux éléments arrondis, immobiles, réfringents, ressemblant bien à des spores; dans la rate on trouve ces mêmes éléments, mais en nombre énorme; pas une seule bactéridie.

Un très petit fragment de cette rate est introduit sous la peau d'un cobaye qui meurt le 25 au matin, soit après 60 heures. L'autopsie faite quelques heures après la mort montre la rate farcie de bactéridies;

on en trouve quelques-unes dans le sang, ainsi que de nombreuses spores.

Un autre très petit fragment de cette même rate du lapin (n° 2) est placé au moment de l'autopsie, le 22 janvier, dans un ballon renfermant du bouillon de bœuf pur qui est mis ensuite à l'étuve à 38°. Le lendemain, on constate des flocons blanchâtres nageant dans un liquide absolument clair; il est donc probable que la culture est pure. Au microscope, on trouve *exclusivement* les bactéridies ayant pris un énorme développement, et formant un feutrage de longs filaments non fragmentés; c'est en somme l'aspect classique. Le lendemain 24, les longs filaments ont de la tendance à se diviser; ils sont presque tous fragmentés en petits articles qui restent encore unis les uns aux autres. On trouve aussi un assez grand nombre de petits articles séparés et des spores libres en abondance. Pas trace d'autres microbes. Le 24 janvier, un cobaye reçoit environ 10 gouttes de cette culture dans le flanc; on le trouve mort le 27 au matin; l'autopsie est faite dans l'après-midi. Il est absolument rempli, surtout dans la rate, de bactéridies mesurant de 6 à 10 μ, en moyenne.

Nous avons publié cette observation avec la conviction qu'elle était des plus démonstratives, surtout après les consciencieuses recherches faites au laboratoire de pathologie générale, par MM. Capitan et Charrin. Nous ne pensions pas qu'on pût élever des doutes, soit sur la nature de la maladie elle-même, soit sur le résultat et même la justesse des expériences qui ont suivi. Cependant à la Société de chirurgie, dans le courant de la discussion qui a fait suite à la présentation de ce cas de guérison spontanée par M. Reclus lui-même, des objections dans ce sens ont été présentées que je dois discuter ici.

Ces objections se réduisent à deux chefs principaux : l'un vise le côté clinique et met en doute le diagnostic pustule maligne ; l'autre vise les expériences faites sur le sang et les liquides du malade; nous l'appellerens *l'objection expérimentale.*

Objection clinique. — Ce qui, d'après M. Desprès, fait douter de l'exactitude du diagnostic, ce sont les deux circonstances suivantes :

1° L'engorgement des ganglions sterno-mastoïdiens signalé chez notre malade;

2° La durée de la maladie.

M. Desprès a observé un grand nombre de pustule malignes ; à l'hôpital Cochin, il en soignait quatre à cinq par an, et il n'a jamais vu d'engorgement ganglionnaire. Rien que cela lui fait se demander s'il ne s'agit pas simplement d'une écorchure irritée par le contact de la viande soupçonnée charbonneuse.

Pour peu que l'on parcoure les nombreuses observations de pustule maligne que l'on trouve partout, dans les monographies, comme dans les traités classiques, cette raison a lieu de nous étonner ; on rencontre certainement bien des cas où il n'est fait mention ni de lymphangite, ni d'engorgement ganglionnaire, et où ces accidents ne se sont certainement pas montrés; il y en a beaucoup, et les malades de M. Desprès peuvent très-bien rentrer dans cette catégorie; mais de là à nier toujours l'existence de ces complications dans la maladie charbonneuse, il y a loin, d'autant plus que des chirurgiens tels que M. Lucas-Championnière attribuent au contraire l'énorme gonflement que l'on remarque presque toujours autour des pustules malignes, à l'engorgement des ganglions sous-jacents. Nous ne pouvons rapporter ici toutes les observations que l'on trouve et où sont relatés ces engorgements et ces lymphangites, mais nous en reproduirons quelques-unes choisies parmi les plus récentes, chez les chirurgiens les plus autorisés.

M. le professeur Verneuil a observé beaucoup de ces lymphangites et de ces adénites dans la pustule maligne; ainsi que la fièvre qui les accompagne.

Ces accidents suivant lui, ne seraient pas directement causés par les bactéridies, mais par une sorte de septicémie secondaire qui prendrait naissance dans le foyer de la pustule; une thèse dans ce sens a même été inspirée à un de ses élèves, M. Tardif, et c'est dans ce travail que nous relevons les observations suivantes toutes prises récemment à la Pitié par M. Tardif lui-même; nous ne citons, bien entendu, que les passages nous intéressant, c'est-à-dire ceux qui ont trait aux engorgements ganglionnaires.

Observation I. — Nous n'avons pas tous les renseignements qui concernent le malade qui fait le sujet de cette observation. Toujours est-il que, quand nous l'avons vu, il occupait à la Pitié, salle Saint-Louis, le n° 27 du service de M. Broca, en 1871.

A son entrée à l'hôpital, il raconte qu'il lui est venu sur la joue une pustule accompagnée de forte démangeaison. Il n'y a pas attaché d'importance, et a continué à travailler pendant deux jours. Le troisième jour la tuméfaction de tout le côté droit de la face le force à venir à la consultation. On diagnostique sans hésiter une pustule maligne : on a, en effet, une eschare de la largeur d'une pièce de cinquante centimes et une auréole vésiculaire bien caractéristique. La peau de la face est fortement tendue, rouge, érysipélateuse. Le gonflement s'étend aux régions frontale et cervicale. Tous les ganglions sont fortement engorgés dans les régions sous-maxillaire et cervicale. Pourtant le malade a peu de fièvre..., etc.

On soumet ce malade à la cautérisation, et le lendemain les ganglions ont diminué de volume.

Observation II. — Le nommé Duquenne (Antoine), âgé de 43 ans, se présente à la consultation de M. Labbé, chirurgien de la Pitié, le 14 mai 1872.

Il raconte que, le 7 mai, il a été piqué par une

grosse mouche bleue (musca vomitoria) pendant qu'il dépouillait des pieds de mouton desséchés. La piqûre a été douloureuse; elle siégeait à la partie latérale gauche du cou, à la racine, dans les plis cutanés qui se trouvent à ce niveau. Pendant les trois premiers jours, ce point a été le siège d'une démangeaison assez vive démangeaison qui a été suivie d'un sentiment de cuisson. Le malade raconte que, le 10 mai, il a remarqué de petites grosseurs ganglionnaires sous l'aisselle... Le 14 mai, jour de son entrée, le malade est porteur d'une pustule maligne, caractérisée par une eschare centrale et une couronne vésiculeuse à la périphérie (le dessin a été communiqué à la Société anatomique).

Dans l'aisselle gauche, on trouve des ganglions durs, fortement engorgés; l'un d'eux a le volume d'une grosse noisette.

Observation III (*abrégée*). — Le 21 décembre 1872, est entré à la Pitié le nommé Paudraud, âgé de trente-deux ans, mégissier, salle Saint-Louis, n° 56, dans le service de M. Verneuil.

Il porte au front du côté droit une pustule, avec eschare au centre et vésicules au pourtour.

Les ganglions cervicaux au voisinage de l'oreille sont un peu tuméfiés.

Observation IV (*abrégée*). — Le 25 juin 1873, le nommé Jacquenet, âgé de 41 ans, et demeurant rue du Fer-à-Moulin, n° 32, s'est présenté à la consultation de M. Labbé, chirurgien de la Pitié, et a été reçu salle Saint-Gabriel, n° 4. Il exerce la profession de mégissier, et porte à l'avant-bras droit une pustule maligne bien caractérisée. On trouve un petit ganglion au pli du coude, et un autre dans l'aisselle légèrement engorgés.

M. le professeur Richet a publié au mois d'avril dernier dans la *France médicale* (1), l'histoire d'un boucher qui est entré dans son service à l'Hôtel-Dieu, le 5 mars 1883 avec une pustule maligne à la joue : les symptômes généraux, dit-il, étaient graves, la température axillaire de 39, 9, le pouls à 108, la soif intense, l'abattement extrême. L'œdème qui entourait la pustule était dur et douloureux : le gonflement s'étendait à la face et au cou ; les glandes lymphatiques derrière la mâchoire étaient gonflées et douloureuses.

Presque tous les traités de pathologie, d'ailleurs, consacrent quelques lignes à ces accidents, et pour ne citer que le plus récent, nous trouvons dans le dernier volume du *Traité de pathologie interne* de M. Dieulafoy : « L'œdème charbonneux s'étend par-« fois à une grande distance. Dans quelques cas, on « aperçoit quelques traînées de lymphangite, et les « ganglions du voisinage sont tuméfiés. »

---

(1) *France médicale* du 26 avril 1883, *sur l'évolution de la pustule maligne chez l'homme*, etc,....

Il est donc impossible de nier la coexistence des lymphangites et de la maladie charbonneuse; mais, bien plus, et contrairement à l'opinion de M. Desprès, certains chirurgiens feraient de la présence de ces lymphangites une condition *sine quâ non* du diagnostic pustule maligne. En effet, dans la discussion qui eut lieu en 1857 à l'Académie de médecine (Voir le chapitre précédent) à propos des observations de Raphaël (de Provins) et du traitement par les feuilles de noyer, M. Robert discutant ces observations répondait à M. Nélaton : « Il y a un autre fait que j'ai observé dans la pustule maligne et qui manque dans les observations de M. Raphaël. J'ai vu chez les sujets atteints de pustule maligne et que j'ai eu l'occasion d'observer, les vaisseaux lymphatiques engorgés et enflammés dans une grande étendue. Chez un matelassier dont le souvenir est encore présent à mon esprit, et qui avait une pustule maligne sur le dos de la main, tous les vaisseaux lympatiques du membre thoracique étaient enflammés, et les ganglions de l'aisselle engorgés. Ce caractère manque dans l'observation de M. Raphaël. »

Au sujet de la durée de la maladie, on nous dit ceci : quand une pustule maligne guérit seule, l'élimination de l'eschare commence au neuvième jour ; lorsqu'on cautérise, cette élimination commence bien plus tôt, vers le cinquième jour après l'opération ; en d'autres termes, la chute de l'eschare dans aucun cas de pustule maligne ne se produirait après le neuvième jour; or dans notre observation, l'eschare n'est tombée qu'au bout de 19 jours; nous n'avons pas eu affaire, par suite, à la maladie charbonneuse.

Outre que cette considération nous semble d'une faible portée pour renverser un diagnostic étayé sur tant d'autres signes caractéristiques, elle devrait être appuyée elle-même pour avoir de la valeur sur un grand nombre d'observations; or, on ne nous en donne pas, quelques-unes tout au plus. Pour nous, il nous paraît trop long pour répondre à l'objection, de relever dans tous les cas de pustule maligne, la durée exacte de l'eschare et l'époque de sa chute; tout ce qu'on peut voir en les parcourant c'est qu'il y a une diversité considérable dans la façon dont les choses se passent à cet égard, et que personne n'a jamais songé d'ailleurs à baser un diagnostic sur ces différences.

On peut même rencontrer des cas où la durée de la maladie, quelle qu'en soit la terminaison, serait fort longue; dans un chapitre de Régnier, *De la rapidité de la marche de la pustule maligne*, on peut voir que rien n'est moins régulier que la durée de cette maladie; tantôt les cas graves se développent très rapidement, tantôt, au contraire, ce n'est que très tard que les accidents généraux se développent, et réciproquement pour les cas bénins.

M. Bourgeois a publié en 1843 dans les *Archives générales de médecine* un mémoire qu'il a rédigé après avoir observé plusieurs centaines de cas de pustule maligne en Beauce où il exerçait la médecine; ce praticien reconnaît lui-même que la guérison est obtenue souvent par les seules forces de la nature; dans ces circonstances, la chûte de l'eschare, contrairement à ce qu'on nous objecte, se fait le plus souvent très tard : « Lorsque l'affection charbonneuse, dit-il, tend à diminuer, soit par les seules forces réactives de la nature, soit sous l'influence d'un traitement convenable, la croûte noire formée par l'eschare se soulève peu à peu et finit par se détacher complètement au bout de deux ou trois semaines. »

Objection expérimentale. — Devant ce fait qu'à l'examen au microscope du sang et des liquides de notre malade, on n'a pas trouvé trace de bactéridies, que les premiers animaux inoculés n'ont aucunement souffert de ces inoculations, et qu'on n'est arrivé qu'au bout d'un certain nombre d'expériences à retrouver les bactéridies, on peut se demander si d'abord nous avons bien affaire à la maladie charbonneuse, en second lieu si les animaux tués par nos inoculations ne sont pas morts simplement de septicémie.

Mais, comme nous l'avons dit dans notre premier chapitre, on ne trouve pas toujours, il s'en faut, les bactéridies entièrement développées dans le sang d'un malade; dans tous les cas, chez l'homme, du moins, on ne les trouve généralement qu'en fort petit nombre, parce que, comme nous l'apprend

Pasteur, le sang humain est loin d'être favorable au développement de ces vibrions; ils existent, mais à l'état de corpuscules germes, et pour les découvrir, il faut aider à leur développement par des cultures successives.

Quant à cette objection que nos animaux auraient pu mourir simplement de septicémie, il est facile aussi d'y répondre. Lorsque Pasteur déclara que le charbon était dû exclusivement à la présence des bactéridies dans le sang, MM. Jaillard et Leplat inoculèrent des animaux avec du sang de moutons morts du sang de rate; les animaux en expérience périrent; on les trouva remplis de vibrions septicémiques, mais pas la moindre trace de bactéridies; M. Pasteur répondit victorieusement en prouvant que l'existence des bactéridies était incompatible avec celle des vibrions septiques, et que ceux-ci l'emportaient toujours dans la lutte; les expérimentateurs avaient opéré avec du sang déjà en putréfaction et la septicémie l'avait emporté sur le charbon (1).

Chez nous, au contraire, à mesure que les inoculations et les cultures se succèdent, nous voyons les bactéridies se multiplier aussi très vite; le contraire aurait eu lieu si nous avions inoculé la septicéme en même temps que le charbon; à plus forte raison nous n'en serions pas arrivés à ce dernier cobaye, à

(1) Cha mberland,p. 31.

cette dernière culture où les filaments des bactéridies étaient en si grand nombre qu'ils formaient un véritable feutrage, si nous avions inoculé seulement la septicémie.

Qu'on se reporte de plus à notre observation, on y verra une expérience faite avec le cobaye (n° 2) et qui prouve bien la supériorité du vibrion septique en présence de la bactéridie charbonneuse. Un morceau de rate recueilli après 36 heures, c'est-à-dire quand la putréfaction avait dû déjà commencer, sert à faire deux cultures successives; dans la première on trouve les deux microbes ensemble; dans la deuxième les bactéridies charbonneuses ont complètement disparu. Or c'est le sang de ce cobaye qui a servi à faire toutes nos inoculations ; si nous avions inoculé tant soit peu de septicémie, nous ne serions pas arrivés à nos derniers résultats, et nous croyons bien pouvoir affirmer que nos cobayes et nos lapins ne sont pas morts par le fait du virus septique.

Les nombreuses guérisons constatées à la suite de traitements peu rigoureux ont aussi amené certains chirurgiens à penser qu'il y aurait une nouvelle maladie se rapprochant beaucoup de la vraie pustule maligne par ses symptômes; on pourrait l'appeler pustule bénigne, par opposition; Raimbert l'a désignée sous le nom de pustule pseudo-charbonneuse ; mais elle différerait essentiellement du véritable charbon par l'absence complète de bactéridies dans le sang ou les liquides du malade. Raimbert faisant rentrer dans ce cadre tous les cas de guérison spontanée ou par des médications légères, nous donne même les caractères cliniques de cette nouvelle maladie ; nous le citons en entier, nous demandant s'il serait possible à un médecin de diagnostiquer la fausse pustule de la vraie d'après les caractères suivants (1) : « Le diagnostic se tire de la « forme quelquefois bulleuse et non ombiliquée de « la vésicule primitive, de l'absence, de l'exiguité « extrême, ou de la grande largeur d'une aréole « vésiculeuse autour d'une eschare molle, mince, « peu déprimée ou proéminente, ou encore d'un « jaune grisâtre ; de sa dimension qui est presque « toujours d'au moins 3 millimètres de diamètre ; « de l'aspect plus ou moins trouble de la sérosité « qu'elle contient ; de l'existence, au lieu d'une « eschare au centre de l'aréole vésiculaire, d'une « tache d'un rouge foncé ; de la présence d'une « aréole érythémateuse plutôt d'un rose ou d'un « rouge vif, plus ou moins foncé, que d'un rose pâle « ou violâtre ; de l'absence ou de la faiblesse de « l'aspect chagriné et de la tension élastique de la « peau circonvoisine ; de l'existence d'une induration « sous-jacente, plus ou moins facile à circonscrire, « au milieu de l'infiltration séreuse du tissu am-

(1) Raimbert, art. *Charbon*, in *Dictionnaire de Jaccoud*, t. VII, p. 170.

« biant, et de la sensibilité plus ou moins vive et « franchement phlegmasique de ces parties; enfin, « de l'inflammation des vaisseaux lymphatiques et « des glandes auxquels ils se rendent. »

Il nous semble bien difficile d'établir l'existence d'une nouvelle maladie sur des détails tels que la différence de nuance de l'eschare ou du liquide contenu dans les vésicules, etc., quand les grands signes caractéristiques de la pustule maligne, gonflement, eschare et aréole vésiculeuse, restent debout. Raimbert lui-même y trouve une certaine difficulté et avoue que la seule preuve certaine d'une nouvelle pustule pseudo-charbonneuse ne peut exister que dans les recherches microscopiques. Ce serait là en effet le seul moyen bien certain de diagnostic, en se livrant à cet examen microscopique avec toutes les précautions et tous les soins recommandés par M. Pasteur.

Ces recherches sont à faire et ne seront probantes qu'en s'appuyant sur un grand nombre de cas. En voici trois récents : MM. Tuffier et Gallois (1) ont observé le 17 janvier 1881, dans le service de M. Th. Anger, à Cochin, un mégissier porteur d'une pustule maligne à la région mentonnière droite. Il a guéri très-facilement, sans symptômes généraux graves, après quelques injections iodées. MM. Tuffier et

(1) Coulom, *Traitement de la pustule maligne*. — Thèse de Paris, 1882, p. 15.

Gallois ont examiné le sang et les liquides de ce malade, en ont fait des cultures et n'ont pas trouvé de bactéridies, mais en revanche beaucoup de micrococcus; ils en ont conclu à l'existence d'une pustule pseudo-charbonneuse caractérisée par l'absence de bactéridies et la présence de nombreux micrococcus.

Les deux autres observations ont été relevées par M. Nepveu dans le service de M. le professeur Verneuil (1). Dans la première, le nommé Gruet, cinquante-quatre ans, tanneur, se présente le 17 juin portant sur la joue un groupe irrégulier de vésicules très-confluentes; la joue est gonflée, le nez, les paupières, le cou sont œdémateux. M. Verneuil diagnostique une pustule maligne, mais il prévoit qu'elle sera bénigne, parce que : 1° Le derme est vasculaire, intact et ne montre pas une seule eschare; 2° Il n'y a pas de prurit; 3° Pas de fièvre; 4° Dans la sérosité, pas de bactéridies, rien que des micrococcus. L'eschare ne se montre que le 19; pas d'autre traitement que des compresses d'eau phéniquée. Le 22 seulement, M. Verneuil fait une cautérisation au caustique de Vienne, et dès lors le succès est complet. Donc, encore ici pas de bactéridies mais des micrococcus dans le sang et la sérosité du malade.

Deuxième cas. — Lechardier, 55 ans, égramine les peaux non préparées; il entre à la Pitié, le 17 dé-

(1) Nepveu, *Mémoires de chirurgie*, 1880, p. 31.

cembre, avec une pustule maligne de la région sus-hyoïdienne caractérisée par une eschare profonde entourée de vésicules. La guérison est complète avec un simple cataplasme de feuilles de noyer. Pas de bactéridies, mais des micrococcus dans les vésicules, l'eschare et le sang.

M. Nepveu conclut ainsi :

1° Les bactéridies dans la pustule maligne sont de diverses espèces; micrococcus, micro-méso-méga bactéries, et bactéries géantes;

2° Ces variétés peuvent coexister dans le liquide de la même pustule et dans l'eschare, ou ne se présenter qu'à l'état le plus inférieur, celui de micrococcus. Les pustules les plus bénignes sont ces dernières où l'on ne rencontre que les micrococcus.

3° L'examen du sang révèle dans les cas graves la présence des micro-bactéries; dans les cas moins graves ou ne l'étant pas encore, l'examen du sang fait reconnaître les micrococcus.

Ces conclusions pourraient aussi bien s'appliquer à l'observation de Tuffier et Gallois, et, comme on le voit, ne sont pas en faveur de la théorie d'une pustule pseudo-charbonneuse.

Comment donc expliquer la bénignité de la maladie chez notre malade? Les données positives nous manquent pour interpréter ce fait et nous ne pouvons faire que des hypothèses. On peut supposer, ou bien que la virulence des quartiers de viande qui produisirent la pustule était elle-même atténuée, ou bien encore que de par son métier, le malade avait dû, à la suite d'une série de petites atteintes peu graves, passées inaperçues, être vacciné au moins partiellement, et qu'ainsi il avait pu résister à une atteinte plus grave; enfin il s'agit peut-être là simplement d'une immunité particulière du sujet, d'un état spécial de ses milieux organiques qui présentaient un terrain peu favorable à la multiplication de la bactéridie charbonneuse.

Déjà Enaux et Chaussier avaient posé dans lenr livre les trois termes du problème : la plus ou moins grande force de l'*agent virulent*, le *milieu* (saisons, température, constitution médicale), le *terrain* où tombe, pour ainsi dire, le virus, seraient les trois causes qui peuvent influencer l'évolution de la pustule maligne.

On peut concevoir, en effet, que le virus charbonneux n'aie pas partout et toujours la même énergie, puisque M. Pasteur est arrivé artificiellement à l'atténuer pour ses vaccinations. Car pourquoi ces mêmes liquides, ce même sang qui ont servi à tuer le cobaye (n° 1) d'où proviennent toutes les autres inoculations, pourquoi ces liquides qui contenaient des bactéridies n'ont-ils pas agi sur les deux gros lapins mis en expérience en même temps que le cobaye. C'est que nous aurions eu affaire à un virus naturellement affaibli, semblable à ces virus atténués expérimentalement et dont Pasteur se sert pour ses vaccinations; c'est là, en effet, la caractéristique d'une des cultures atténuées expérimentalement, celle qui sert de second vaccin, de tuer les cobayes et non les lapins vigoureux (1). La virulence a augmenté, comme cela arrive toujours, par les inoculations et les cultures successives puisqu'après deux ou trois expériences deux lapins très forts mouraient à la suite d'une inoculation. Pourquoi le virus chez notre malade, était-il ainsi affaibli; serait-ce, comme on a cru le remarquer, parce que la pustule maligne serait moins grave habituellement à Paris qu'en province, ce qui s'expliquerait par ce fait que l'inoculation ne se produit généralement à Paris qu'au moyen de dépouilles d'animaux morts depuis longtemps; tandis qu'en province, sur les lieux mêmes où meurt le bétail, les personnes atteintes le sont par un virus tout frais, pour ainsi dire, et possédant toute son énergie. Dans notre cas on ne peut guère alléguer cette raison, puisque notre malade avait vu apparaître la pustule après avoir porté sur son dos de la viande fraîche; mais peut-être, comme nous l'avons dit plus haut, avait-il déjà été en contact par profession avec des virus atténués, et par suite aurait-il été soumis à une véritable vaccination.

La saison et la température paraissent aussi avoir une certaine influence sur la marche de la pustule maligne. Faisant suite aux observations remarquables présentées en 1824 par M. Maunoury à l'Athénée de médecine de Paris et dans lesquelles tous les

---

(1) Chamberland, *Le charbon*, etc...., p. 115.

malades observés ont été soumis à un traitement sérieux, nous trouvons cette remarque qui concorde très bien avec les constatations d'Enaux et Chaussier sur l'influence de la température : « La maladie s'est développée dans le cours d'une année, 1822, remarquable par l'élévation constante de la température, à une époque surtout (avril, juin) où les chaleurs eurent le plus d'intensité, puisque le thermomètre marqua presque constamment vingt-six degrés, enfin où le vent d'ouest fut le vent dominant. »

Nous ne repoussons pas cette influence de la température et des milieux sur l'évolution de la pustule maligne, mais ce ne serait qu'une influence indirecte, en ce sens que les températures extrêmes, les intempéries, l'habitation de pays malsains, sont des causes d'affaiblissement de l'organisme, et nous retombons alors dans notre dernière hypothèse, la plus plausible selon nous, l'état de santé du malade. Comme le dit Bourgeois, l'influence que la constitution ou le tempérament du malade peut imprimer à la marche du charbon se conçoit plutôt qu'elle ne peut se démontrer d'une manière péremptoire. Il est en effet rationnel de penser que chez des sujets épuisés, scrofuleux, cacochymes, nerveux, le virus charbonneux produira des conséquences plus fâcheuses que chez ceux qui sont dans des conditions opposées ; ne voyons-nous pas, par exemple, le virus syphilitique produire des ravages bien plus considérables chez les gens faibles et lymphatiques que chez les personnes vigoureuses. Aussi nous rallions-nous entièrement à ce que disent Enaux et Chaussier : Chez les personnes sanguines, fortes et bien portantes, la pustule maligne parcourt rapidement les trois premiers périodes ; mais elle se borne plus facilement au quatrième; l'eschare est plus sèche, plus compacte, rarement large et profonde ; l'engorgement du tissu cellulaire est médiocre, ferme sans dureté, simple sans mollesse, enfin le malade n'a guère à redouter que les accidents primitifs, c'est-à-dire la communication du gonflement aux organes voisins. Tandis que chez les sujets faibles, cacochymes, scorbutiques, disposés à la dissolution du sang, la maladie est plus compliquée, et se présente sous un aspect plus formidable : quelquefois dès les premiers instants, l'engorgement de la partie est énorme ; d'autres fois la maladie parcourt lentement les deux premiers périodes ; mais tout-à-coup la malignité se développe avec une violence extraordinaire (Enaux et Chaussier).

Quel est le mécanisme intime, si l'on peut s'exprimer ainsi, par lequel l'état de santé de l'individu atteint, influerait ainsi sur le développement des bactéridies ; voici ce que dit M. Pasteur dans le livre de Chamberland : « Un liquide envahi par un fer-
« ment organisé ou par un être aérobie permet dif-
« ficilement la multiplication d'un autre organisme
« inférieur, alors même que ce liquide, considéré
« dans son état de pureté, est propre à la nutrition
« de ce dernier. Or, il faut considérer que le sang

« vivant, c'est-à-dire en pleine circulation, est rem-
« pli d'une multitude infinie de globules qui ont
« besoin, pour vivre et pour accomplir leur fonction
« physiologique, de gaz oxygène libre ; on peut dire
« que les globules du sang sont des êtres aérobies
« par excellence. Lors donc que la bactéridie char-
« bonneuse pénètre dans un sang normal, elle y
« rencontre un nombre immense d'individualités
« organiques prêtes à ce qu'on appelle quelquefois
« dans un langage imagé, la lutte pour la vie ; prêtes
« en d'autre termes, à s'emparer pour elles-mêmes de
« l'oxygène nécessaire à l'existence des bactéridies. »
C'est là la seule explication rationnelle des faits suivants : que l'on recueille le sang et mieux le serum d'une poule, on constate que ce sont des liquides éminemment propres à la culture des bactéridies ; mais que l'on inocule les bactéridies dans la jugulaire d'une poule vivante, non seulement elles ne se développent pas, mais on n'en retrouvera bientôt plus au microscope. Les oiseaux en général, dont le sang est excessivement riche en oxygène, et chez lesquels, par suite, l'intensité de vie est très grande, les oiseaux ne peuvent pas contracter le charbon. « Ce que je
« dis ici, continue Pasteur, des globules du sang des
« oiseaux est vrai également dans une certaine me-
« sure des globules du sang des animaux qui peuvent
« contracter le charbon. La bactéridie injectée dans
« la jugulaire d'un cochon d'Inde en pleine santé ne
« s'y développe que très difficilement, et la mort

« n'arrive pas plus vite que par une inoculation « sous-cutanée ; tandis que déposée dans le sang de « cet animal, hors du corps, la bactéridie remplit le « liquide en quelques heures. » Ce serait, en un mot, la plus ou moins grande intensité de vie des globules qui leur permettrait de lutter contre le développement des microbes charbonneux.

Nous dirons en terminant, qu'en écrivant cette thèse nous n'avons pas voulu montrer qu'il serait convenable de laisser la pustule maligne se développer sans intervention du médecin sous prétexte qu'elle est susceptible de guérir spontanément ; ce serait, je crois, une règle des plus dangereuses, car si les accidents peuvent s'arrêter d'eux-mêmes, ils peuvent aussi marcher, à notre insu, avec une rapidité redoutable. Il faut donc toujours intervenir de suite, mais alors d'une façon rationnelle ; c'est-à-dire, qu'étant données la présence du vibrion et les causes qui hâtent ou retardent son développement, il faut rejeter toutes ces médications plus ou moins insignifiantes dont nous avons parlé plus haut, et s'en tenir au seul traitement sérieux; localement, cautérisation ou injections sous-cutanées de teinture d'iode ou les deux à la fois comme l'enseigne M. le professeur Verneuil, pour tâcher de détruire la bactéridie au lieu d'inoculation ; à l'intérieur, administrer aussi la teinture d'iode et les toniques de toutes sortes pour donner des forces au malade, et lui permettre de résister au mal d'une façon plus énergique.

TABLEAU DES INOCULATIONS ET DES CULTURES SUCCESSIVES

A	SANG. — LIQUIDE DES VÉSICULES ET SOUS LA PUSTULE		1re CULTURE AU BOUT DE 24 HEURES.		2e CULTURE	
7 janv.	Pas de bactéridies à l'examen direct au microscope.		Pas de bactéridies. — Deux cobayes et un lapin inoculé ne donnent aucun résultat.		1 cobaye inoculé meurt au bout de 9 jours, on trouve chez lui beaucoup de microbes de septicémie ; pas de bactéridies.	
B 6 janv.	Un gros cobaye et deux lapins inoculés avec le sang du doigt et les liquides des vésicules et sous la pustule ne présentent aucun accident. Avec une goutte du liquide huileux sous l'eschare, un *petit cobaye* (N°1), meurt le 8 janvier.					
C			COBAYE (N° 3). Inoculé avec un morceau de rate du cobaye (N° 2). Meurt. Rate et sang pleins de bactéridies.		COBAYE (N° 4). Inoculé avec un fragment de rate du lapin (N° 2). Meurt après 60 heures. Rate farcie de bactéridies. Le sang en contient avec des spores	
	COBAYE (N° 1).	COBAYE (N° 2).	LAPIN (N° 1).	LAPIN (N° 2).	CULTURE.	COBAYE (N° 5).
	Inoculé le 6, meurt le 8 ; pas de bactéridies. Mais avec 2 gouttes de sang du cœur on inocule le 10 janvier un cobaye (N° 2).	Meurt dans la nuit du 11 au 12. Bactéridies dans le sang et la rate qui en est pleine.	Reçoit le 13 janvier une goutte de sang du cœur du cobaye (N° 2). Meurt. On ne trouve pas de bactéridies.	Inoculé le 16 par une goutte de sang du cœur du lapin (N° 1). Le sang et la rate surtout sont pleins d'éléments réfringents ressemblant à des spores. — Est mort le 19.	Du 22 au 24. — Pleine exclusivement de bactéridies.	Reçoit 10 gouttes de cette culture le 24. Meurt le 27, rempli de bactéridies ; pas d'autres microbes.

INDEX BIBLIOGRAPHIQUE.

THOMASSIN. — Dissertation sur le charbon malin, etc. Bâle, 1782. Mélanges in-8 n° 404.

ENAUX et CHAUSSIER. — Méthode de trait, etc., suivie d'un précis sur la pustule maligne. Dijon, 1785, p. 196 et suiv.

MAUNOURY. — Observations sur la pustule maligne, in nouvelle bibliothèque médicale, tomes IV et V, 1824.

RÉGNIER. — De la pustule maligne, 1827.

BIDAULT DE VILLIERS. — Remarques et observations pour servir à l'histoire des phlegmasies in *Recueil des œuvres posthumes*, 1828.

BOURGEOIS. — Archives générales de médecine, 1843, p. 172.

NÉLATON. — Traitement de la pustule maligne par les feuilles de noyer, in *Bulletin de l'Académie de médecine*, 1857, p. 1258.

J. BOURGEOIS (d'Etampes). — Traité pratique de la pustule maligne et de l'œdème malin, 1861.

VIDAL DE CASSIS. — Pathologie externe, 1861, tome Ier, p. 385.

PLANTÉ. — De la pustule maligne. — Thèses de Paris, 1866.

GOUPIL DES PAILLÈRES. — Traitement de la pustule maligne. — Thèses de Paris, 1866.

GUIPON. — De la maladie charbonneuse de l'homme, 1867.

RAPHAEL (de Provins). — Traité pratique de la pustule maligne, Provins, 1872.

TARDIF (Eugène).— De la pustule maligne.— Thèses de Paris, 1873.

JOURNAL DE THÉRAPEUTIQUE DE GUBLER, 1876, p. 529.

JAMAIN et TERRIER. — Manuel de pathologie chirurgicale, 1877, tome Ier, p. 190.

TOUSSAINT. — Recherches expérimentales sur la maladie charbonneuse, 1879.

RAIMBERT. — Art. charbon in Dictionnaire de Jaccoud, t. VII, p. 170.

CHAMBERLAND. —Le charbon et la vaccination charbonneuse, 1883.

DIEULAFOY. — Manuel de pathologie interne, 1883, tome II, p. 625.

NEPVEU. — Mémoires de chirurgie, 1880, p. 31.

Paris. — Imp. F. Pichon, 30, rue de l'Arbalète, & 24, rue Soufflot.